AF582273

ASSAINISSEMENT

DE PARIS

ET SOI-DISANT DE LA SEINE

ÉGOUTS

Systèmes de Vidanges en usage

Utilisation des Eaux d'Égouts

Arrêtés Préfectoraux

Résultats et conséquences de leur application irraisonnée dans les vieilles Maisons

TABLEAUX DES APPAREILS FILTRANTS ET TOUT A L'ÉGOUT

Par UN ÉGOUTIER

PRIX : 30 CENTIMES

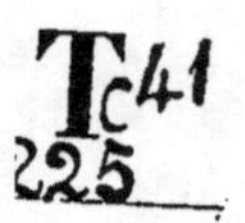

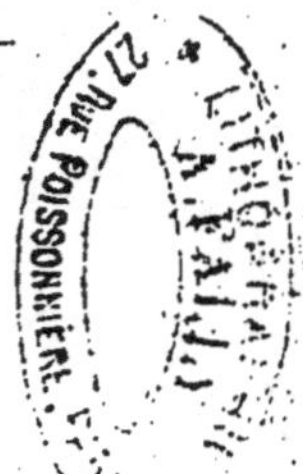

EN VENTE :

IMPRIMERIE FALLY

27, Rue Poissonnière

MARS 1889

ASSAINISSEMENT DE PARIS

ET SOI-DISANT DE LA SEINE

41
225

ASSAINISSEMENT

DE PARIS

ET SOI-DISANT DE LA SEINE

ÉGOUTS

Systèmes de Vidanges en usage

Utilisation des Eaux d'Égouts

Arrêtés Préfectoraux

Résultats et conséquences de leur application irraisonnée dans les vieilles Maisons

TABLEAUX DES APPAREILS FILTRANTS ET TOUT A L'ÉGOUT

Par UN ÉGOUTIER

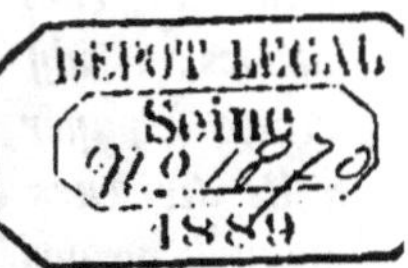

PRIX : 30 CENTIMES

EN VENTE :

IMPRIMERIE FALLY

27, Rue Poissonnière

MARS 1889

EN METTANT SOUS PRESSE

Nous lisons dans le Journal l'**Architecture**, organe de la **Société Centrale des Architectes Français**, n° 12, paru le 23 mars 1889 :

Un remarquable rapport de la **Commission d'hygiène** en réponse à une **Pétition** de la **Chambre Syndicale des Entrepreneurs de Pavage, Égouts et Canalisation**, au sujet des **Arrêtés préfectoraux** qui nous intéressent.

Voici ce rapport :

« *La question est aujourd'hui tranchée; les fosses fixes sont condamnées, mais non encore interdites. Pour les remplacer, un arrêté du 10 décembre 1886 autorise le tout à l'égout dans un certain nombre de rues dont les égouts sont dans des conditions favorables, et un second arrêté du 20 novembre 1887 réglemente à nouveau l'écoulement direct sur appareils diviseurs, pour les propriétaires qui ne voudraient pas profiter de cette autorisation, ou qui ont leurs immeubles situés en dehors de la zone dans laquelle est seulement permise l'évacuation directe à l'égout des matières de vidange.*

« *En comparant ces deux arrêtés, il est aisé de voir que l'Administration a voulu pousser — on pourrait dire forcer — les propriétaires à appliquer dès à présent le tout à l'égout dans les rues où il est autorisé; les prescriptions sont les mêmes, il n'y a de différence que dans le prix de la redevance à payer qui est de 30 francs par chute avec les appareils diviseurs et de 60 francs pour le tout à l'égout; c'est pour le propriétaire la même dépense, et encore est-elle moins élevée avec le tout à l'égout, puisque ce mode de vidange dispense de la location et de l'enlèvement des tinettes.*

« *Entre les deux systèmes, le choix ne serait pas douteux si on pouvait installer partout, dès à présent, le tout à l'égout; mais il n'est autorisé que dans un certain nombre de rues et, de l'aveu même de l'Administration, ce n'est pas avant dix ans que la Ville de Paris aura pu compléter son réseau d'égouts, augmenter le volume d'eau de ses réservoirs de la quantité considérable qui est nécessaire à l'évacuation et à l'entraînement rapide des matières de vidange, transformer où il sera possible les anciennes galeries et, enfin, établir dans celles dont la transformation serait impraticable ou trop coûteuse, une canalisation spéciale destinée à conduire les matières de vidange provenant des immeubles riverains dans les égouts à pente suffisante et largement pourvus d'eau.*

« Or, d'ici là, dans les rues encore privées d'égout et dans celles où l'écoulement direct ne peut être fait, les fosses fixes ne pourront être remplacées qu'au moyen d'une installation sur appareils diviseurs, réglementée par l'arrêté nouveau du 20 novembre 1887; mais cet arrêté réforme et aggrave de telle façon celui du 2 juillet 1867 concernant les mêmes appareils diviseurs, que son application est devenue à peu près impraticable. En effet, dans les maisons existantes, le nombre des installations nouvelles sur appareils diviseurs qui chaque année dépassaient 2,000, qui a été de 2,961 en 1886, ne s'élèvera probablement pas à 500 en 1888.

« Il est exact que cette situation est causée par les exigences du nouveau règlement, non seulement parce qu'il impose la même dépense que pour le tout à l'égout avec les tinettes et leurs inconvénients en plus, mais encore parce qu'il exige des chasses d'eau à raison de 10 litres par évacuation et que ces chasses, tombant de haut, multipliées par le grand nombre des cabinets, causeraient inévitablement un déversement de matières diluées intolérable dans le caveau; ces chasses d'eau sont donc impraticables avec la tinette.

« On ne conçoit pas les motifs de ces exigences pour les installations nouvelles alors qu'il existe aujourd'hui 33,000 installations — qu'il ne peut être question de supprimer — qui ont amené une indéniable amélioration dans l'hygiène de nos habitations et dont les plus anciennes fonctionnent depuis vingt ans.

« En maintenant pour les nouvelles installations des mesures qu'on n'impose pas aux 33,000 installations qui existent, ce serait vouloir créer une inégalité de charges et ce serait aussi aller à l'encontre du but qu'on se propose d'atteindre,

car, jusqu'à ce qu'il soit possible d'appliquer le tout à l'égout dans toute la ville, le nouvel arrêté sur les appareils diviseurs ne peut que rester sans application, et les 64,000 fosses fixes qui existent encore aujourd'hui subsisteront, malgré l'intérêt parfaitement établi qu'il y a de les voir disparaître en même temps que les eaux ménagères qui circulent à ciel ouvert dans la maison.

« A l'égard des canalisations permises seulement en grès vernissé, il est exact que les tuyaux en grès, posés en élévation, n'offrent pas toujours de suffisantes garanties de solidité et d'étanchéité ; les collets se cassent, la gelée et le moindre choc les brisent et, à l'épreuve, ils ne tiennent pas toujours l'eau malgré l'étanchéité des joints.

« Pour tous ces motifs, je vous propose, Messieurs, d'appuyer la demande de la Chambre syndicale des Entrepreneurs de pavage, égouts et canalisation, et d'émettre sur son sujet l'avis suivant :

« La Commission d'hygiène,

« Pénétrée de l'utilité qu'il y a, au point de vue de l'hygiène publique, de supprimer les fosses fixes dans les habitations ;

« Considérant que le tout à l'égout exigera un délai d'au moins dix ans avant qu'il puisse être appliqué à l'ensemble de la Ville de Paris ; que l'arrêté du 20 novembre 1887, en raison de ses exigences, en ce qui concerne les chutes et appareils des cabinets d'aisances, est inapplicable et, par conséquent, un obstacle à la suppression des fosses fixes ;

« Considérant que les 33,000 appareils filtrants qui existent actuellement et qui ont été établis sous le régime de l'arrêté du 2 juillet 1867 ont à la fois supprimé les dangers des fosses fixes et les inconvénients de l'écoulement à ciel ouvert des eaux ménagères, en obligeant les propriétaires à canaliser ces eaux jusqu'au tuyau général d'évacuation ;

« Considérant que favoriser de nouvelles installations d'appareils filtrants c'est augmenter la salubrité de la Ville et aussi préparer la solution du tout à l'égout, puisque, les canalisations étant faites conformément aux règlements, il ne

resterait plus à faire, à un moment donné, que la transformation des sièges d'aisances;

« *Propose à la Société Centrale des Architectes français d'émettre le vœu suivant :*

« *1° Que par une disposition transitoire à ajouter à l'arrêté du 20 novembre 1887, les propriétaires n'aient l'obligation de transformer les chutes et les appareils des cabinets d'aisances existants qu'au fur et à mesure de leur usure et au plus tard dans le délai de dix ans;*

« *2° Qu'à l'égard des canalisations, aussi bien pour le tout à l'égout que pour les appareils diviseurs, les constructeurs aient le droit d'employer la fonte et le grès vernissé.* »

Paris, le 29 novembre 1888.

Le Rapporteur,
A. Bonnet.

Le Président de la Commission,
Aldrophe.

Ce rapport émanant d'hommes éminemment pratiques, est la plus grande critique que l'on puisse faire des arrêtés et la preuve irréfutable que les Entrepreneurs ont pleinement raison dans leurs revendications.

La Société Centrale a bien mérité de tous les travailleurs.

Le Conseil municipal a, depuis plusieurs mois, des pétitions des Chambres syndicales des ouvriers et des entrepreneurs.

Nous espérons une prompte solution à toutes les plaintes, et justice contre les abus signalés à M. le Préfet de la Seine, le 30 mars 1888.

ASSAINISSEMENT DE PARIS

Fosses fixes

La civilisation, la propreté et la bienséance, ont, depuis longtemps, imposé la nécessité de construire des cabinets d'aisances chez soi, et, par conséquent, d'établir des récipients pour recueillir les matières ; la première idée fut naturellement de creuser des trous dans la terre.

L'usage des fosses fixes est donc très ancien, mais leur construction a subi bien des modifications.

Les fosses furent réglementées par des ordonnances de 1650, 1668 et 1680.

Depuis ce temps, on commença à construire des fosses en moellon et mortier souvent au-dessous des caves ; mais elles perdent toujours leurs liquides ; beaucoup ont des barbacanes, par le temps les matières solides sont transformées en terreau sans odeur.

Enfin, l'ordonnance de 1819 (qui est toujours en vigueur) réglementa la construction.

Depuis cette époque, il n'y a eu aucun progrès ; du reste il ne pouvait pas y en avoir : le système de fosse fixe n'est pas susceptible d'amélioration ; que l'on change les réglements, les inconvénients sont les mêmes, et il est impossible de les faire disparaître.

Même dans les meilleures fosses, ils existent, et nous allons les énumérer :

1° Infiltrations amenant des tassements du sol ;

2° Infection des terres ;

3° Émanations pestilentielles produisant l'infection des habitations, source de maladies épidémiques ;

4° Accidents souvent mortels par suite d'imprudence, causés par l'ouverture du tampon pendant plusieurs jours, soit en attendant la visite de l'employé de la Ville, soit pour réparations ;

5° La cherté de ce système de vidange ;

6° La plupart des fosses n'ont pas de ventilateurs, ceux qui existent ne fonctionnent pas ; ils sont obstrués par des nids d'oiseaux ou des toiles d'araignées ; ils n'ont pas de tirage parce qu'ils ne montent pas assez au-dessus des souches de cheminées : il faudrait les ramoner deux fois par an.

L'action funeste des gaz des fosses n'est plus à démontrer et est prouvée par les précautions qu'on est obligé de prendre pour y descendre, même quand la fosse n'a pas servi depuis plusieurs années.

Au résumé, la fosse fixe est un véritable foyer d'infection par les matières en fermentation sur lesquelles nous vivons, et est, par là, condamnée à disparaître.

Fosses à séparateurs

Cette fosse, imposée par arrêté du 10 mars 1852, a

donné de si mauvais résultats qu'elle a été interdite peu de temps après.

C'est ce revirement subit dans les arrêtés qui motive la défiance inspirée encore par les nouvelles ordonnances et arrêtés.

Tonneaux en bois

Ce système est le plus coûteux (4 ou 5 fois le prix de la vidange des fosses) et le plus défectueux à tous les points de vue.

Comme salubrité :

Les caveaux sont très mal établis ;

Les débords sont très fréquents.

Comme service :

Par les dégradations causées aux mur, sol et marches d'escaliers, qui deviennent très dangereuses pour les locataires ;

Le transport dans Paris qui se fait le jour, à nu, sur des haquets.

Tinette simple en tôle galvanisée

La Tinette simple a tous les inconvénients du tonneau, à part ceux de l'enlèvement et du transport qui a lieu dans des fourgons fermés.

Diviseurs sur réservoirs

Le système diviseur sur réservoir consiste en une tinette conservant le solide et écoulant le liquide dans une fosse, ou réservoir, établie au-dessous.

Il a été autorisé par un arrêté du 23 septembre 1843 et interdit par un autre du 13 mai 1873. Depuis cette époque, la Ville en poursuit la suppression.

Maintien des foyers d'infection

Mais, dans la crainte que les foyers d'infection ci-dessus soient remplacés par des appareils filtrants, la Ville a dû donner l'ordre à ses agents de suspendre les poursuites et les notifications, car depuis le 1er novembre 1885 on ne les supprime presque plus.

Nouveaux systèmes

L'imperfection des moyens de vidange devait amener la création de nombreux systèmes.

La plupart sont tombés immédiatement à cause de leur mauvais fonctionnement ; quelques-uns fonctionnent encore à titre d'essai par tolérance de l'Administration.

Cabinets d'aisances

La plupart des cabinets communs sont mal établis et consistent souvent en un simple trou béant en communication directe avec la fosse ; quelquefois, il y a bien un siège et une valve qui fonctionne en montant sur le siège, mais cette dernière, arrêtée par la moindre ordure, reste presque toujours ouverte, et laisse échapper tous les gaz de la fosse.

C'est dans les quartiers populeux qu'ils sont dans les plus déplorables conditions d'hygiène, au point de vue de l'installation, toujours compliquée de la malpropreté, du défaut de nettoyage, résultant de la communauté, ou même des ordres du propriétaire, qui défend souvent de jeter de l'eau dans les cabinets.

Toute amélioration est donc un progrès.

Depuis quelques années, il existe de nombreux sièges remédiant à ces inconvénients.

Une grande partie des cabinets d'appartement sont avec garde-robe à tirage, nettoyés au moyen d'un broc ou d'un réservoir alimenté à la main.

Les maisons de luxe ont des effets d'eau quand l'écoulement des liquides a lieu dans l'égout.

Les cabinets à effets d'eau sur fosses fixes sont très rares (1 à 2 pour cent), car, outre la dépense de 0,30 à 0,35 le mètre cube, un propriétaire n'est pas assez simple pour payer 4 fr. 50 ou 5 fr. le mètre pour la vidange de cette même eau.

Mais, les besoins de propreté croissant, les propriétaires durent accueillir avec faveur un système qui leur permit d'employer l'eau dans leurs cabinets sans crainte de remplir leurs fosses.

Appareils filtrants

Avec écoulement des liquides à l'égout

Les appareils filtrants, autorisés par arrêté du 2 juillet 1867, ont été une révolution dans la vidange.

Les avantages incontestables résultant de son emploi sont les suivants :

Assainissement des maisons par l'établissement à volonté de l'eau dans les cabinets ;

Enlèvement fréquent des matières, qui n'ont pas le temps de fermenter ;

Service commode et sans bruit ;

Économie souvent importante ;

Aussi a-t-il été vite adopté à Paris, car, en 20 ans, il

en a été établi plus de 33.000, grâce à l'esprit tolérant du service de l'assainissement (qui a commencé avec quatre piqueurs et un conducteur, et avait à lutter contre la routine) qui savait concilier tous les intérêts, aux relations agréables avec les contribuables et à l'empressement que l'on mettait à accorder de suite les permissions sans faire antichambre, aussi tout le monde était content.

Tout cela s'est traduit par l'assainissement de la Ville et d'un grand nombre de vieilles maisons, par la suppression de fosses fixes, tonneaux, tinettes; canalisation souterraine des eaux vannes pluviales et ménagères; création d'une industrie qui a fait vivre de nombreux ouvriers et qui a procuré à la Ville plus d'un Million de revenu par an.

L'emploi de l'appareil filtrant n'a donné que d'excellents résultats depuis plus de 20 ans qu'il fonctionne.

Rien ne nécessitait donc le nouvel arrêté du 20 novembre 1887 (pris un an après celui du Tout à l'Égout), disant :

Que les cabinets devraient être pourvus d'un réservoir de chasse débitant 10 litres d'eau par personne et par jour, avec des syphons S à plongée de 0,07 sous les cuvettes.

L'arrêté est vague quand il parle de dix litres par personne et par jour : il faudrait pour cela supposer que chaque personne ne va aux cabinets qu'une fois par jour; mais, en réalité, il faut compter cinq fois à dix litres d'eau chaque fois (contenance du réservoir).

(Souvent le débit de dix litres est insuffisant pour faire partir les matières : il faut deux et trois chasses).

Nous avons fait le calcul suivant qui est bien plus exact.

Nous prenons comme exemple une maison de six étages à trois logements de quatre personnes par étage, soit, y compris rez-de-chaussée : quatre-vingts personnes, à 50 litres chacune par jour = 4,000, et pour l'année 1,460 mètres à 0 fr. 35 (eau de source, l'eau de l'Ourcq et de la Seine ne montant pas au sixième étage) environ 500 fr.

En outre, il est évident qu'une si grande quantité d'eau ne pourrait pas passer par les appareils et les ferait déborder.

L'arrêté n'a été pris qu'un an après celui du Tout à l'égout, sous la pression exercée par le nouveau service, qui promettait de nombreux travaux et l'assainissement général; il semble donc inexplicable à première vue, mais on en comprend très bien les motifs en réfléchissant.

Ce règlement a été élaboré dans la seule intention de lancer le Tout à l'égout (système dont nous parlerons tout à l'heure) et de faire disparaître le système diviseur. (Lire avec attention l'article IV de l'arrêté, intitulé « Interruption d'écoulement »; c'est pour faire peur, car il n'est pas possible d'appliquer cet article qui n'existe pas pour le tout à l'égout.)

Il est facile de se convaincre du désir de l'administration de faire établir le plus possible ce nouveau système par l'ardeur mise par les employés de la Ville (devenus courtiers du Tout à l'égout pour plaire à leurs chefs), afin de convertir les propriétaires à cette idée, les moyens employés, la pression exercée, la liberté d'action des propriétaires violée, les tracasseries administratives, et toutes sortes d'abus, etc.

Le propriétaire qui tenait à mettre le *système diviseur* se voyait obligé d'entrer en lutte avec l'administration, tandis que celui qui mettait le *Tout à l'égout* obtenait tout ce qu'il voulait.

On a créé un bureau de dessinateurs où on fait, aux frais de la Ville, des projets pour les particuliers, villes de province et de l'étranger.

Le résultat a été contraire à celui que l'on attendait.

L'administration pensait faire de l'assainissement, mais, devant ses exigences et la dépense, le propriétaire n'a rien fait et a conservé l'ancien état de choses.

Il était bien simple, selon nous, de concilier tous les intérêts, en tolérant ce qui existe, et en donnant du temps aux propriétaires pour faire la dépense des modifications exigées par l'arrété.

Au lieu de cela, on a accordé, par tolérance, le maintien de la cuvette à valve à effet d'eau ; mais, comme il n'y en a pas sur les fosses fixes, on se demande comment on s'y est pris pour faire signer à M. Alphand (dont la haute personnalité n'est pas en cause), sa lettre du 10 août 1888.

Pour les maisons neuves à petits logements, le propriétaire refusera toujours d'établir des cabinets d'aisance avec cuvette syphoïde et réservoirs de chasse, en raison de la grande dépense d'eau ; et si l'on veut empêcher la construction des fosses fixes il faut tolérer la cuvette à valve à simple tirage, qui donne environ un ou deux litres chaque fois, dont la fermeture hermétique est aussi bonne, et qui a, en outre, l'avantage de présenter une grande économie au point de vue de la dépense d'eau.

Comparaison :

Dépense avec le nouveau système (cité plus haut)	500 fr.
Avec la cuvette à valve pour la même maison (1/5 puisque chaque opération ne donne que 2 litres au lieu de 10 litres. .	100
Economie par an. . .	400 fr.

Ce chiffre n'a pas besoin de commentaires.

Appareils Municipaux

(Nouveaux diviseurs à l'égout)

En raison de la plus grande quantité d'eau employée dans les cabinets, il a fallu faire des appareils filtrants dont l'écoulement répondit à la projection.

Depuis quatre ou cinq ans, la Ville a expérimenté un système dit Appareil municipal, dont la puissance d'écoulement est bien plus considérable que celle de l'appareil ordinaire.

La Compagnie Lesage a aussi, depuis quelque temps, un appareil très puissant et donnant les mêmes résultats.

Quand les cabinets sont pourvus d'eau, les matières sont diluées, il ne reste presque plus rien dans ces appareils que les corps étrangers, ce qui a l'avantage de ne pas engorger la canalisation, comme cela arrive quelquefois avec le Tout à l'égout.

C'est, pour nous, ce qu'il y a de mieux jusqu'à ce jour.

L'administration est, du reste, bien de notre avis, puisqu'elle a baptisé ce système « l'Hypocrisie du Tout à l'égout », ce qui équivaut à reconnaître qu'il fonctionne bien et qu'il n'exige pas la transformation des sièges.

Caveau

Les appareils diviseurs peuvent être placés dans des endroits très restreints (1.00×1.20). Ils peuvent même être établis dans une niche refouillée dans le mur, fermée comme un placard.

L'emplacement est donc presque toujours facile à trouver.

Galeries intérieures

Un autre genre de caveau avait été autorisé depuis 1867; il était formé par le branchement d'égout se prolongeant jusqu'à l'intérieur de la maison.

Les appareils diviseurs qui y sont installés sont enlevés par le Regard sur la voie publique. Le branchement, bien ventilé, ne donne aucune odeur.

Ce système présentait donc de nombreux avantages; entre autres celui de supprimer les appareils, syphons et tuyaux à l'intérieur, et le passsage des ouvriers vidangeurs dans les maisons.

Nous ne comprenons donc pas pourquoi il a suffi d'un simple accident pour que cette installation soit interdite.

Il était plus naturel d'en poursuivre les auteurs et prendre des mesures de précaution pour en éviter le retour.

La suppression de ce genre d'installation, qui donnait satisfaction aux propriétaires, est contraire à l'assainissement des maisons.

Canalisation

La Canalisation se faisait en tuyaux de fonte ou de grès et du diamètre au choix des intéressés.

Elle était souvent prolongée jusqu'à l'égout public, de façon qu'aucune eau ne s'écoulât dans le branchement.

Dans le branchement, le tuyau se terminait par un syphon dit déversoir, de la plus grande simplicité et qui se nettoyait très facilement. Les tuyaux de descente étaient syphonnés de la même manière.

A l'intérieur, les tuyaux d'eaux pluviales et ménagères étaient syphonnés par des syphons dits obturateurs à plongée de 0,01 ou 0,02 centimètres.

Ces syphons, bien fermés et faciles à visiter, n'ont donné lieu à aucune plainte sérieuse depuis plus de 20 ans qu'ils fonctionnent.

L'arrêté du 20 novembre 1887, cité plus haut, prescrit :

Des syphons S à plongée de 0,07 qui s'engorgent à chaque instant (la plongée est trop grande et le coude trop brusque);

Le syphon S pour cour, dit à panier, qui n'est qu'un petit puisard infect et qui gèle aux premiers froids ;

L'emploi du grès et le diamètre pour les tuyaux.

Sans appuyer sur ce qu'il y a d'arbitraire dans ces prescriptions, nous ferons remarquer le danger qu'il y a d'imposer de petits diamètres pour des maisons importantes comme il s'en trouve à Paris, où un orage un peu violent produit en quelques instants un grand cube d'eau qu'il faut faire évacuer en peu de temps sous crainte de graves accidents, ce qui s'est déjà produit et a amené des procès entre des propriétaires et l'administration, dont la responsabilité se trouve engagée par cet arrêté.

De plus, la fonte paraît jusqu'ici être le meilleur conducteur des eaux, excepté pour les eaux acidulées.

Les tuyaux en grès posés en élévation ont donné de très mauvais résultats : les collets se cassent, beaucoup ne sont pas étanches.

A chaque changement d'ingénieur, l'Administration change aussi de règle de conduite.

Exemple :

Les tuyaux de descente qu'il fallait autrefois faire passer sous le trottoir pour aller au branchement, qui étaient d'abord de 0.22, puis de 0,30, maintenant de 0,16, doivent être aujourd'hui rentrés à l'intérieur des maisons et venir se syphonner dans les caves (Décision du service de l'assainissement).

Le murage des branchements au mur de l'égout public qui fait une cave sous la voie publique très commode, il est vrai, mais en contradiction avec la Loi.

Tout cela énerve le propriétaire, qui ne comprend rien à tous ces changements subits, inexplicables, souvent contradictoires, et qui craint toujours d'être obligé de défaire ce qui lui a été imposé peu de temps avant (ce qui est arrivé).

Le résultat de toutes ces hésitations et de tous ces revirements est celui-ci :

Tandis que de 1880 à 1886 il y a eu progression annuelle constante de 2,800 installations de diviseurs, depuis l'arrété nous le voyons descendre (voir Annuaire statistique de la Ville de Paris) à 850 en 1888.

Abaissement qui se traduit par :

Le maintien déplorable des anciennes installations ;

7 à 8 millions de travaux particuliers qui n'ont pas été faits, perdus pour l'industrie ;

100,000 francs de revenu annuel perdu pour la Ville de Paris ;

Maintien de tous les foyers d'infection ;

Chômage des ouvriers.

Tout à l'égout

Le 10 novembre 1886, il a été pris un arrété autorisant le Tout à l'égout dans certaines rues de Paris.

Le système du Tout à l'égout est certainement le meilleur. C'est la vidange de luxe et du riche, où l'on ne compte pas la dépense ; mais il y a loin de la théorie à la pratique ; son application rencontre de très grandes difficultés et présente bien des inconvénients.

Cet arrêté, dans ses détails de prescriptions et d'installation, est absolument le même que pour les diviseurs, et pourquoi?

Les nouveaux chefs mis à la tête de ce service le 1er novembre 1885 étaient animés des meilleures intentions, mais malheureusement le système n'avait pas été étudié au point de vue de son application dans les vieilles maisons. On appliqua dès ce jour les deux arrêtés qui ne devaient paraître qu'un an et deux ans après. Ils n'avaient en vue que le Tout à l'égout, et ils mirent tout en œuvre pour faire aboutir ce système, ainsi que nous l'avons dit ci-dessus. On l'autorisait partout avec ou sans eau, sans s'inquiéter des règlements; on a démoli du jour au lendemain ce que l'on avait mis plus de 20 ans à organiser. On changea la forme des syphons, on transforma toute l'administration, qui, au lieu d'être conciliante comme l'était l'ancien service, se montra cassante et très autoritaire : les permissions des travaux que l'on obtenait sans faire antichambre dans les 24 ou 48 heures, mirent un, deux et trois mois à aboutir, après avoir été faire bien des démarches dans les bureaux; cela n'a rien d'étonnant, quand on saura que les pièces passent et repassent dans 5 ou 6 mains, bien heureux encore si les demandes ne sont pas égarées; on imposa et on patronna des fournisseurs et des ingénieurs plus ou moins sanitaires et des produits étrangers: aussi les relations avec les intéressés sont-elles des plus tendues pour tout ce qui n'est pas le Tout à l'égout.

Après avoir fait des essais de toutes sortes, ce nouveau service fut bien forcé d'accorder certaines tolérances, bien à contre cœur il est vrai, et insufisantes pour la reprise des affaires; et nul doute que si l'éminent ingénieur, M. Durand-Claye, l'apôtre du Tout à l'égout, vivait encore, il aurait reconnu qu'il fallait accorder toutes les tolérances possibles, tandis qu'aujourd'hui, on se renferme derrière les règlements, et ces règlements sont tellement élastiques qu'un conducteur municipal permet dans un arrondissement ce que l'on défend dans d'autres : c'est tout simplement du gâchis et de l'arbitraire.

La pierre d'achoppement, c'est la grande dépense à faire, il faudra toujours compter avec la bourse du propriétaire qui reste sourd à tous les discours.

C'est, du reste, ce que semble avoir pensé le public Parisien, qui n'a accueilli le nouveau système qu'avec une certaine froideur, car de 1885 à 1888, il n'en a été établi que 1,200 environ. sur lesquels, il faut encore retirer ceux qui ont été installés dans les Bâtiments de la Ville et de l'État ce qui réduit à peine à 600 pour les maisons particulières. En 3 ans, c'est peu, pour ne pas dire un fiasco (environ 200 par an) il est vrai que cela va encore en diminuant (1).

Malgré toutes ces preuves, l'administration prétend que les travaux sont aussi nombreux que par le passé.

Qui trompe-t-on ici ? car c'est bien vouloir nier l'évidence.

C'est justement parce que ce système semble le meilleur qu'il faut être très prudent dans son application pour ne pas donner prises aux critiques. Actuellement, la plupart des appareils sont défectueux.

Il y a à Paris (page 117 de l'Annuaire statistique de la Ville de Paris, 1886) au 1er janvier 1887 64,939 fosses fixes

à 2 chutes en moyenne	129.878
Plus tonneaux mobiles	18.078
En totalité . . .	147.956

chutes à transformer.

On ne dit pas combien il y a de fosses perdues.

A raison de 200 chutes par an, il faudrait plus de 700

(1) Voir plus loin le *Tableau du développement du Tout à l'Égout.*

ans pour les transformer en Tout à l'égoût, avec le service actuel.

2.260.000 habitants produisant chacun 0.500 de matières par an;

Soit un cube de 1.130.000 mètres cubes de matières;

Il faut ajouter l'eau dépensée journellement à Paris;

Environ 350.000 à 400.000 mètres cubes;

Plus la belle rivière de la Bièvre;

Plus les eaux pluviales, suivant les bulletins météorologiques donnant une moyenne annuelle d'environ 0^{m}60 de hauteur sur la surface de Paris;

Le balayage de la voie publique et les résidus des halles et marchés;

On arrive à avoir un véritable fleuve qui sera encore augmenté quand toutes les eaux, vannes, pluviales et ménagères des iles de la Cité et Saint-Louis qui s'écoulent actuellement en Seine seront envoyées dans les égoûts au moyen de syphons.

Il est évident qu'avec une telle quantité de matières, l'application générale du Tout à l'égout, transformerait les égouts en une vaste fosse dont les émanations s'échapperaient par les bouches d'égouts.

Nous rions toujours lorsque à chaque visite officielle des égouts, allant du Châtelet à la Madeleine, par la rue de Rivoli et la rue Royale nous entendons dire par les visiteurs que jamais ils n'auraient cru les égouts si propres et sans odeur.

S'ils venaient avec nous visiter les égouts ordinaires, ils seraient forcés de s'écrier : *Pauvre public, comme on te monte le coup !*

Si les visites officielles des Architectes, Conseillers Municipaux, Députés et Sénateurs avaient lieu à l'improviste, sans être préparées d'avance, ces messieurs en verraient de belles.

C'est comme si après avoir vu les boulevards, on avait

la prétention de connaître tout Paris; et si on voulait comparer la haute Seine à la basse Seine, qui est devenue la succursale de Bondy, et où le poisson est remplacé par le ver de vase.

Et quand on pense à l'imperfection des égouts actuels, dont plusieurs n'ont que 0m01 de pente pour 10 mètres de long, à l'insuffisance de l'eau qui y coule actuellement et qui ne peut même pas entraîner les ordures et le sable, à la quantité d'eau prodigieuse qu'il faudra pour entraîner ces matières, on se demande si cette application est possible : en tout cas, elle entraînerait la réfection presque complète de tout le réseau d'égouts.

Les réservoirs de chasse actuels sont insuffisants et fonctionnent mal ; leur action ne se fait plus sentir à 50 mètres; et si l'eau venait à manquer, quel serait le résultat?

Eaux d'égouts

Actuellement les eaux d'égouts et les matières vont s'écouler dans la Seine, et en petite partie dans la plaine de Gennevilliers (20 à 25.000 mètres cubes par jour, sur environ 500,000 mètres), que l'on fait toujours miroiter à nos yeux comme « exemple de la fécondation d'une plaine aride par les eaux d'égouts », et qui commence à refuser les eaux qui s'y déversent.

Ce qui n'empêche pas d'y dépenser tous les ans des sommes considérables qui auraient trouvé un bien meilleur emploi dans l'établissement d'un canal à la mer *(projet d'un éminent ingénieur bien regretté)*; lequel, par des conduites, des prises bien entendues, et les grandes surfaces à irriguer avec bassins de décantation, aurait rendu de grands services à l'agriculture sur tout son parcours.

On était toujours assuré d'un débouché, et la Seine était véritablement assainie.

Il est vrai que ce canal devient inutile, puisque la Seine n'est plus qu'un immense canal de la M..., déversoir des égouts, et que, quelle que soit la surface des terrains à irriguer, elle servira toujours de trop-plein et de réceptacle en temps d'orage, et à Paris il pleut environ 200 jours par an ; en hiver, en temps de neige gelée, elle recevra toujours tout pendant environ 3 mois.

Sans examiner si une Ville, même Capitale, a le droit d'empoisonner ses voisins, nous disons que ce n'est pas une solution, car, même avec les terrains d'Achères, on ne pourra pas utiliser plus du quart en temps normal ; que, petit à petit, il faudra aller chercher de nouveaux terrains, et que, forcément, on arrivera à la mer.

Il eût mieux valu le faire tout de suite.

Considérations

Une Ville bien administrée doit chercher le plus possible à s'assainir, quand ce ne serait qu'au point de vue de la santé publique.

La question de vidanges est une des plus importantes.

Il est admis par tous les hommes compétents que la fosse fixe, les tonneaux, tinettes, réservoirs, sont de déplorables systèmes et qu'il faut tout faire pour les supprimer.

Comme à Paris il ne sera jamais possible d'avoir un système unique de vidange, il tombe sous le *bon sens* que la Ville devrait favoriser celui qui donne le plus de satisfaction au point de vue de la salubrité.

Or, que fait-on à Paris ?

Voilà le cas qui se présente fréquemment :

Un propriétaire, désireux de transformer sa fosse, ajourne presque toujours le Tout à l'Égout, en raison de la dépense, et se rabat sur l'appareil filtrant. Il fait sa demande à la Ville qui, un mois après et souvent plus, se décide à répondre, mais seulement pour soulever toutes sortes d'objections et de difficultés.

Elle impose le changement des cabinets : l'établissement de réservoirs de chasse et de syphons, soit, au résumé, une dépense d'environ 250 fr. par cabinet.

Si nous prenons la même maison de 6 étages, soit 20 cabinets, nous nous trouvons en présence pour

la transformation des cabinets d'une dépense de..	5.000 fr.
Dépense de canalisation..................	2.000
Ensemble environ.......	7.000

plus la dépense annuelle de 500 fr. d'eau (sans parler de l'amortissement du capital).

Le propriétaire, si disposé qu'il soit à assainir sa maison, recule devant l'énormité du chiffre et ne fait rien.

C'est logique.

Il est évident que c'est la Ville qui a empêché par ses exigences cette transformation : elle a donc laissé conserver un foyer d'infection plutôt que de permettre au propriétaire d'assainir sa maison et de le remplacer par un diviseur : mais on préfère toujours dire aux propriétaires : Vous ferez le Tout à l'Égout, ou rien, ou bien conservez l'état actuel.

On a bien, depuis quelques temps, accordé certaines tolérances, suivant lettre de M. Alphand, du 10 août 1888, mais elles sont absolument insuffisantes : d'ailleurs cette lettre n'a pas encore été communiquée à ses agents, il n'y a donc rien de changé, il faut toujours un et 2 mois pour avoir une permission de branchement d'égoût ; cela prouve le cas que l'on fait de la Direction.

C'est l'arrêté du 20 novembre 1887 que tous les

services de la Ville (sauf toutefois une partie de l'assainissement) et tout le monde, ingénieurs, architectes, propriétaires et ouvriers trouvent inique, arbitraire et inapplicable dans les vieilles maisons, qu'il faudrait rapporter :

Le seul moyen pratique pour arriver à un bon résultat serait : de tolérer les cabinets actuels.

D'accorder aux propriétaires un délai de 10 ou 15 ans pour y mettre l'eau :

Le *conseil municipal* dans son règlement voté le 28 février 1887 accorde un délai de 3 ans pour se conformer à toutes les prescriptions ; ce délai est insuffisant, mais au pis aller pourquoi ne pas laisser un propriétaire libre de faire de suite la canalisation et l'installation de diviseurs et lui accorder ce délai pour faire le surplus.

Nous reconnaissons sans peine qu'il faut de l'eau et beaucoup dans les cabinets, c'est un délai d'exécution que l'on demande.

Cela est tellement élémentaire et logique que nous ne pouvons pas comprendre que l'on refuse systématiquement de donner cette eau à bon marché et en quantité.

(Les 75 litres que l'on nous promet seront à peine suffisants)

Trouver autre chose que le syphon S qui n'a donné jusqu'ici et qui ne peut donner que de mauvais résultats dans les cabinets communs pour les raisons suivantes :

Engorgements fréquents par des corps étrangers.

Le manque d'eau pour cause de réparations ;

L'insuffisance de la pression d'eau qui, en été, ne monte pas ;

Les gelées en hiver qui, si elles sont un peu fortes, feront éclater le syphon.

Il y a maintenant de très bons appareils à effet d'eau sans syphon pour cabinets communs et autres, et, si leur emploi était autorisé dans les maisons neuves, si l'Administration se décidait à accorder aux propriétaires les facilités que nous citons plus haut, il n'y a pas de doute que l'on verrait bientôt la transformation des fosses, tonneaux, tinettes, reprendre un essor considérable.

Progrès de l'Assainissement

Il est à noter que cet arrêté a eu pour principal résultat la construction de fosses fixes dans les maisons neuves et vieilles pour échapper aux exigences, et surtout en raison de la grande dépense d'eau avec réservoirs de chasses.

Aujourd'hui on construit des branchements d'égout dans toute une rue sans faire une transformation, ce qui ne s'était pas vu depuis 20 ans, c'est du progrès à rebours, nous retournons à l'état primitif.

Conclusion

En résumé, et pour conclure, nous dirons que :

L'Administration, par son arrêté arbitraire du 20 novembre 1887, et ses exigences, a presque totalement fait cesser l'assainissement de Paris, et que, sous un gouvernement autocrate (sans vouloir faire de politique), cet arrêté n'aurait pas eu 6 mois d'existence, les abus scandaleux n'auraient pas osé se produire.

Tôt ou tard, malgré l'opposition systématique d'une partie du service, il faudra bien modifier cet arrêté et donner raison à l'opinion publique : cela ne fait de doute pour personne.

Les Chambres, ne voyant que le beau côté théorique de la question : « Débarrasser Paris des Eaux d'Égouts et des matières de vidanges, » ont voté d'enthousiasme un projet dont elles n'ont pas vu les difficultés, l'impossibilité pratique.

Actuellement, c'est l'eau de source qui sert au lavage des cabinets des étages supérieurs, et l'on boit l'eau de Seine.

La Ville de Paris n'ayant pas de fonds disponibles, ce n'est ni dans 10, ni dans 20 ans que les égouts seront construits ou modifiés pour recevoir les vidanges.

Le devoir de l'Administration est d'accorder ce même délai aux propriétaires pour se conformer aux arrêtés.

La possibilité du Tout à l'Égout étant même prouvée, son application générale et irraisonnée est contraire à l'hygiène de Paris et à la santé de ses habitants.

Il est donc d'un intérêt général de faciliter l'application du système diviseur, lequel, dans tous les cas, sera une étape pour le tout à l'Égout.

Une seule chose doit passer avant l'hygiène, et un système de vidange que nous sommes loin de combattre puisque nous le reconnaissons le meilleur, c'est le droit de vivre en travaillant, c'est du travail que nous demandons et les mêmes facilités de travailler qu'avant le 1er novembre 1885.

Il appartient :

Au Conseil municipal, au Préfet de la Seine et à la Direction des Travaux de Paris d'apporter le remède au mal et faire cesser la crise dont meurt toute une industrie, depuis le 1er novembre 1885.

Ce faisant, on aura rendu un grand service à 10,000 ouvriers sans ouvrage et criant famine depuis près de 3 ans, car quand on pense qu'un propriétaire n'est pas libre d'assainir progressivement sa maison, d'y dépenser son argent pour faire une amélioration, on reste confondu et l'on se demande si l'on ne veut pas pousser *tout* le monde à bout de patience.

TABLEAU

DU DÉVELOPPEMENT DU NOMBRE DES APPAREILS FILTRANTS

(Page 122 de l'*Annuaire statistique de la Ville de Paris*, 1886)

			Posés dans l'année
Appareils en service au 1er janvier	1871..	6389	plus 350
» »	1872..	6739	» 789
» »	1873..	7528	» 760
» »	1874..	8288	» 838
» »	1875..	9126	» 857
» »	1876..	9983	» 869
» »	1877..	10852	» 918
» »	1878..	11770	» 1261
» »	1879..	13031	» 1391
Augmentation moyenne 2.800 par an » »	1880..	14422	» 2409
» »	1881..	16831	» 3209
» »	1882..	20040	» 3734
» »	1883..	23774	» 3028
» »	1884..	26802	» 2747
» »	1885..	29549	» 1607
» »	1886..	31156	» 1360
» »	1887..	32516	» 1200
» »	1888..	33716	» 850
» »	1889..	34566	»

Dans l'année 1887 on en a posé environ 1200
» 1888 » 850

Ce tableau montre le cas que l'on doit faire de l'affirmation du service de l'assainissement osant soutenir que les demandes sont aussi nombreuses (depuis le 1er novembre 85) que par le passé.

Nota. — Si la diminution n'a pas été aussi sensible en 1885 et 1886 c'est que pour les demandes antérieures à l'arrêté du 20 novembre 1887 on était forcé de tolérer les cabinets tels *qu'ils* étaient.

Nous savons que l'on prétend que la baisse de la construction, depuis 1882, est la cause de la diminution.

Ce tableau prouve, d'une manière irréfutable, le contraire, car si le *nombre* de constructions influe un peu, la principale cause en est au nouveau service entré en fonctions le 1er novembre 1885.

Il est vrai que l'on répond : *demandes aussi nombreuses*, quand nous parlons de travaux exécutés, ce qui est loin d'être la même chose.

TABLEAU

Du développement du Tout à l'Égout

Sous l'ancien service, le nombre des installations, à la date du 1er novembre 1885 (voir *Annuaire statistique* 1885), était de............. 321

Sous le nouveau service, le nombre total est de :

Au 1er janvier 1886 (*Annuaire*, page 126)............................	364	
Au 1er janvier 1887 (Budget 1888)...	385	
Au 1er juillet 1887 (» 1889)...	726	
Au 1er janvier 1889, environ........		1500

Dont il faut déduire :

Les 321 ci-dessus, les installations en remplacement de diviseurs, ce qui n'a pas donné de travaux de canalisation, et les tout à l'Égout imposés dans les établissements publics, environ.......... 900

Il reste environ à l'actif du nouveau service............................ 600

installations dans les maisons particulières ayant procuré des travaux pour une période de 38 mois, ce qui ne donne pas 200 par an.

C'est un maigre résultat qui se passe de tout commentaire.

Notons pour mémoire que le Budget de 1888 avait prévu qu'il y aurait 2,305 Tout à l'Égout installés à la date du 1er juillet 1888 (à cette date il n'y en avait que 1300).

C'est avec des chiffres erronnés comme ceux-là que l'on enlève les votes et la confiance.

BALANCE ET DÉFICIT AU BUDGET

Appareils posés en	1885	1607	
—	1886	1360	
—	1887	1200	
—	1888	850	
		5017	
Au lieu de 2800 par année, soit.		11200	
	Différence.......	6000	
A 30 fr. par droit d'écoulement.........			180.000 f
Moins les 600 Tout à l'Égout à 50 fr., prix moyen			30.000
	Soit........		150.000 f

150,000 fr. perdus pour les finances municipales ;

Augmentation dans les dépenses du curage des égouts et du service de l'assainissement ;

7 à 8 millions de travaux particuliers non faits, perdus pour l'industrie ;

Arrêt dans l'assainissement de Paris ;

Tous les discours ne feront rien contre les faits prouvés par ces deux tableaux, et l'objection que les plombiers exécutent beaucoup de travaux tombe d'elle-même.

D'ailleurs, les plombiers demandent, comme les cimentiers, que chaque corps d'état exécute ses travaux, cela vaudra mieux pour tout le monde.

I

RÈGLEMENT

Pour l'écoulement des Eaux vannes dans les Égouts publics

PAR VOIE DIRECTE

ARRÊTÉ Préfectoral du 2 Juillet 1867

LE SÉNATEUR, PRÉFET DE LA SEINE, Grand-Croix de l'Ordre Impérial de la Légion d'honneur,

Vu :

1° La loi des 16-24 août 1790 ;

2° Les décrets des 26 mars 1852 et 10 octobre 1859 ;

3° Les ordonnances de police des 5 juin 1834, 23 octobre 1850, 1er septembre 1853 et 20 novembre 1854 ;

4° L'arrêté préfectoral du 9 février 1867 ;

5° La délibération de la Commission municipale, en date du 20 décembre 1850, qui fixe la rétribution à payer à la Ville pour écoulement dans les égouts des liquides provenant de fosses d'aisances ;

6° La délibération du Conseil municipal en date du 21 novembre 1862 ; ensemble l'arrêté préfectoral du 2 décembre suivant, approbatif de cette délibération ;

7° Le rapport du Directeur des Eaux et des Égouts ;

ARRÊTE :

ART. 1er. — Les propriétaires de maisons en bordure sur la voie publique pourront faire écouler les eaux vannes de leurs fosses d'aisances dans les égouts de la Ville, d'une manière directe.

Abonnement. — A cet effet, ils souscriront des abonnements qui, s'il y a lieu, seront approuvés par arrêtés préfectoraux, sur l'avis de l'Ingénieur en chef des Eaux et des Égouts.

Ces abonnements seront annuels et révocables à la volonté de l'Administration. Ils partiront des 1er janvier et 1er juillet de chaque année.

Renonciation. — Le propriétaire pourra y renoncer en prévenant le Préfet de la Seine six mois à l'avance. Quelle que soit la date de l'avertissement, le prix de l'abonnement sera exigible jusqu'à son expiration.

Conditions d'abonnement. — Art. 2. — Les conditions à remplir pour l'abonnement sont les suivantes :

Concession d'eau. — 1° La propriété sera desservie par les eaux de la Ville;

Branchement d'égout. — 2° Elle sera pourvue d'un branchement d'égout particulier. Ce branchement pourra être prolongé jusqu'au caveau renfermant les appareils de vidange pour servir, si on le juge à propos, à l'enlèvement souterrain de ces appareils. Dans ce cas, le branchement sera fermé à l'aplomb du mur de face au moyen d'une grille verticale à deux clefs dissemblables, dont une, établie sur le modèle arrêté par l'Administration, sera remise au service des Égouts, l'autre demeurant aux mains du propriétaire. Cette grille ne sera pas exigible dans le cas où le caveau et le branchement y aboutissant seront sans communication avec l'intérieur de la propriété ;

Appareils diviseurs. — 3° Les eaux vannes devront être séparées des solides au moyen d'appareils diviseurs d'un modèle accepté par l'Administration. Les entrepreneurs chargés de la fourniture et de l'entretien de ces appareils seront exclusivement choisis parmi les entrepreneurs de vidange en exercice à Paris ;

Caveau. — Les appareils diviseurs seront établis dans un caveau convenablement ventilé, et dont le sol aura été rendu imperméable et disposé en forme de cuvette ;

Chutes. — Chaque chute de cabinet d'aisances sera

pourvue d'un appareil diviseur mobile. *Les chutes avec leurs branchements ne pourront être placées sous un angle supérieur à 45 degrés ;*

Eaux vannes. — 4° Les eaux vannes s'écouleront à part dans l'égout par une conduite en fonte ou en grès vernissé, établie suivant les instructions de l'Ingénieur en chef des Eaux et des Égouts ;

Eaux pluviales, ménagères, industrielles et de concession. — 5° Les eaux pluviales, ménagères, industrielles et celles provenant de la concession desservant la propriété, seront dirigées dans la conduite de manière à se mélanger aux eaux vannes avant qu'elles atteignent l'égout public. En aucun cas, les eaux de ces diverses provenances ne pourront être directement envoyées dans les appareils filtrants ;

Fosses réformées. — 6° Les fosses fixes rendues inutiles par suite de l'installation des appareils diviseurs seront comblées ou converties en caves.

Police des travaux. — Art. 3. — Les dispositions qui précèdent et toutes celles que l'Administration jugerait utile de prescrire seront exécutées aux frais, risques et périls du propriétaire, d'après les instructions des agents du Service des Eaux et des Égouts, et sans qu'il puisse être mis empêchement au contrôle de ces agents, sous quelque prétexte que ce soit.

Aucun appareil de vidange nouveau ne sera mis en service qu'après avoir été reconnu par l'Inspecteur de l'assainissement ou son délégué, qui en autorisera l'usage.

Interruption d'écoulement. — Art. 4. — Les abonnés n'auront droit à aucune indemnité pour cause d'interruption momentanée d'écoulement d'eaux vannes à l'égout, par suite de travaux exécutés par la Ville de Paris, lorsque l'interruption ne se prolongera pas au delà d'un mois. Après ce terme, la réduction de la redevance fixée par l'article 6 ci-après sera proportionnelle à la durée de l'interruption.

Responsabilité. — Art. 5. — Les abonnés seront exclusivement responsables envers les tiers de tous les dommages auxquels pourraient donner lieu, soit les appareils de vidange, soit l'écoulement des liquides en provenant.

Tarif. — Art. 6. — Le propriétaire, ou en son nom l'entrepreneur chargé de la fourniture et de l'enlèvement des appareils filtrants, acquittera à la caisse municipale une redevance annuelle de *trente francs* par tuyau de chute.

Payement. — Art. 7. — Le montant de la somme à payer sera fixé chaque semestre, après constatation contradictoire du nombre des orifices existants, par l'Inspecteur de l'assainissement ou son délégué, en présence du propriétaire ou de son représentant, et sera reconnu par ceux-ci sur un état que l'Ingénieur en chef des Eaux et des Égouts transmettra à la Préfecture de la Seine pour être rendu exécutoire.

Le prix de l'abonnement sera versé en deux termes égaux (1er janvier et 1er juillet) et d'avance.

Résiliation. — A défaut de paiement à l'une des deux échéances, l'écoulement sera suspendu et l'abonnement pourra être résilié.

Contraventions. — Art. 8. — Les contraventions aux dispositions du présent arrêté seront constatées par procès-verbaux ou rapports et poursuivies par les voies de droit, sans préjudice des mesures administratives auxquelles ces contraventions pourraient donner lieu.

Fait à Paris, le 2 juillet 1867.

Signé : G.-E. HAUSSMANN.

RÈGLEMENT

Pour l'écoulement direct des eaux vannes dans les Égoûts publics

PAR APPAREILS DIVISEURS

ARRÊTÉ Préfectoral du 20 Novembre 1887

Le Préfet de la Seine,

Vu :

1° La loi des 16-24 août 1790 ;

2° Les décrets des 26 mars 1852 et 10 octobre 1859 ;

3° Les ordonnances de police des 5 juin 1834, 23 octobre 1850, 1er septembre 1853 et 29 novembre 1854 ;

4° La délibération de la Commission municipale en date du 20 décembre 1850, qui fixe la rétribution à payer à la ville de Paris pour écoulement dans les égouts des liquides provenant des fosses d'aisances ;

5° L'arrêté réglementaire du 2 juillet 1867 ;

6° L'arrêté réglementaire du 10 novembre 1886 ;

7° La délibération du Conseil municipal en date du 28 février 1887 ;

Sur la proposition de l'Inspecteur générale des Ponts et chaussées, directeur des Travaux.

ARRÊTE :

Art. 1er. — Les propriétaires des maisons en bordure sur la voie publique pourront faire écouler les eaux vannes de leurs fosses d'aisances dans les égouts de la Ville, au moyen d'appareils diviseurs.

Abonnement. — A cet effet, ils souscriront des abonnements qui seront approuvés, s'il y a lieu, par arrêtés préfectoraux, sur l'avis de l'Ingénieur en chef de l'Assainissement.

Ces abonnements seront annuels et révocables à la volonté de l'Administration. Ils partiront des 1er janvier et 1er juillet de chaque année.

Renonciation. — Le propriétaire pourra y renoncer en prévenant le préfet de la Seine six mois à l'avance ; quelle que soit la date de l'avertissement, le prix de l'abonnement sera exigible jusqu'à son expiration.

Conditions d'abonnement. — Art. 2. — Les conditions à remplir pour l'abonnement sont les suivantes :

Concession d'eau. — 1° La propriété sera desservie par les eaux de la Ville ;

2° Elle sera pourvue d'un branchement d'égout particulier.

Appareils diviseurs. — 3° Les eaux vannes devront être séparées des solides au moyen d'appareils diviseurs d'un modèle accepté par l'Administration. Les entrepreneurs chargés de la fourniture et de l'entretien de ces appareils seront exclusivement choisis parmi les entrepreneurs de vidange en exercice à Paris.

Caveau. — Les appareils diviseurs seront établis dans un caveau convenablement ventilé et dont le sol aura été rendu imperméable et disposé en forme de cuvette.

Cabinets d'aisances. — 4° Tout cabinet d'aisances devra être muni de réservoirs ou d'appareils branchés sur la canalisation d'eau permettant de fournir dans ce cabinet une quantité d'eau de dix litres au minimum, par personne et par jour.

L'eau ainsi livrée dans les cabinets d'aisances devra arriver dans les cuvettes de façon à former une chasse suffisante vigoureuse.

Les systèmes d'appareils et leurs dispositions générales seront soumis au Conseil municipal avant que leur emploi par les propriétaires soit autorisé. Ils seront examinés par le service de l'Assainissement et devront être reçus par l'Administration avant leur mise en service.

Toute cuvette de cabinets d'aisances sera munie d'un appareil formant fermeture hydraulique et permanente.

Ces dispositions seront applicables aux cabinets d'aisances des ateliers, des magasins, des bureaux, et, en général, de tous les établissements qui reçoivent une nombreuse population pendant le jour.

Eaux pluviales, ménagères. — 5° Il sera placé une inflexion siphoïde formant fermeture hydraulique à l'origine de chacun des tuyaux d'eaux ménagères.

Les tuyaux de descente des eaux pluviales seront munis d'obturateurs, interceptant toute communication directe avec l'atmosphère de l'égout.

Les tuyaux devront être aérés d'une manière continue.

Tuyaux de chute et conduites d'eaux ménagères et pluviales. — 6° Les conduites d'eaux ménagères, les conduites d'eaux pluviales et les tuyaux de chute destinés aux matières de vidange ne pourront avoir un diamètre inférieur à 0^{m}08 ni supérieur à 0^{m}16.

Les chutes des cabinets d'aisances avec leurs branchements ne pourront être placées sous un angle supérieur à 45° avec la verticale.

Chaque tuyau de chute sera prolongé au-dessus du toit jusqu'au faîtage et librement ouvert à sa partie supérieure.

La projection des corps solides, débris de cuisine, de vaisselle, etc., dans les tuyaux de chute et dans les conduites d'eaux ménagères et pluviales est formellement interdite.

Le tracé des tuyaux secondaires partant du pied des tuyaux de chute et des conduites d'eaux ménagères sera prolongé dans les cours et caves jusqu'au tuyau général d'évacuation.

Il en sera de même pour les conduites des eaux pluviales si le tuyau d'évacuation peut recevoir ces eaux, sauf dans le cas ou le système d'évacuation des matières de vidange et des eaux ménagères ne comporterait pas la possibilité de recevoir les eaux du ciel.

Le tracé de ces tuyaux devra être formé de parties rectilignes.

A chaque changement de direction ou de pente, il sera ménagé une tubulure ou un regard de visite et d'aération facilement accessible.

Evacuation directe à l'égout. — 7° Les tuyaux d'évacuation auront une pente minima de 0^{m}03 par mètre. Dans les cas exceptionnels où cette pente serait impossible ou difficile à réaliser, l'Administration aura la faculté d'autoriser des pentes plus faibles avec addition de réservoirs de chasse ou autres moyens d'expulsion à établir aux frais et pour le compte des propriétaires.

Le diamètre de ces tuyaux sera fixé sur la proposition des intéressés en raison de la pente disponible et du cube à évacuer. Il ne sera dans aucun cas inférieur à 0^{m}16.

Chaque tuyau d'évacuation sera muni avant la sortie de la maison d'un siphon dont la plongée ne pourra être inférieure à 0^{m}07 afin d'assurer l'occlusion hermétique et permanente entre la canalisation intérieure et l'égout public.

Chaque siphon sera muni d'une tubulure de visite avec fermeture étanche placée en amont de l'inflexion siphoïde.

Les modèles de ces siphons et appareils seront soumis à l'Administration et devront être acceptés par elle.

Les tuyaux d'évacuation et les siphons seront en grès, poteries et autres produits équivalents vernissés intérieurement.

Les joints devront être étanches et exécutés avec le plus grand soin sans bavure ni saillie intérieure.

L'emploi de la fonte pourra être autorisé dans le cas où le Conseil municipal jugerait cette matière acceptable.

Les tuyaux d'évacuation seront prolongés dans le branchement particulier jusqu'à l'aplomb de l'égout public.

Fosses réformées. — 8° Les fosses fixes rendues inutiles par suite de l'installation des appareils diviseurs seront comblées ou converties en caves.

Police des travaux. — Art. 3. — Les dispositions qui précédent et toutes celles que l'Administration jugerait utile de prescrire seront exécutées aux frais, risques et périls du propriétaire d'après les instructions des agents du service de l'Assainissement et sans qu'il puisse être mis empêchement au contrôle de ces agents, sous quelque prétexte que ce soit.

Les canalisations et appareils ne seront mis en service qu'après avoir été reconnus par l'inspecteur de l'Assainissement ou son délégué qui en autorisera l'usage.

Interruption d'écoulement. — Art. 4. — Les abonnés n'auront droit à aucune indemnité pour cause d'interruption momentanée d'écoulement d'eaux vannes à l'égout par suite de travaux exécutés par la ville de Paris, lorsque l'interruption ne se prolongera pas au delà d'un mois. Après ce terme, la réduction de la redevance fixée par l'article 6 ci-après sera proportionnelle à la durée de l'interruption.

Responsabilité. — Art. 5. — Les abonnés seront exclusivement responsables envers les tiers de tous les dommages auxquels pourraient donner lieu soit ces appareils de vidange, soit l'écoulement des liquides en provenant.

Ils ne pourront faire aucune réclamation, ni prétendre à aucune indemnité dans le cas où les eaux de l'égout public viendraient à refluer à l'intérieur de la propriété soit par les appareils diviseurs, soit par les canalisations.

Tarif. — Art. 6. — Le propriétaire ou un représentant en son nom acquittera à la Caisse municipale une redevance annuelle de trente francs par tuyau de chute.

Payement. — Art. 7. — Le prix de l'abonnement sera versé d'avance en deux termes égaux (1er janvier et 1er juillet).

Résiliation. — A défaut de payement à l'une des échéances l'écoulement sera suspendu et l'abonnement résilié.

Contraventions. — Art. 8. — Les contraventions aux dispositions du présent arrêté seront constatées par procès-verbaux ou rapports et poursuivies par toutes voies de droit, sans préjudice des mesures administratives auxquelles ces contraventions pourraient donner lieu.

Art. 9. — L'arrêté du 2 juillet 1867 est rapporté.

Art. 10. — L'Inspecteur général des Ponts et chaussées, directeur des Travaux, est chargé de l'exécution du présent arrêté dont ampliation sera adressée en double expédition :

1° Au bureau du Visa du Secrétariat général pour insertion au « Recueil des actes administratifs » ;

2° A la direction des Finances ;

3° A M. le directeur des Eaux et de l'Assainissement.

Paris, le 20 novembre 1887.

POUBELLE.

RÈGLEMENT

Pour l'écoulement des matières de vidange dans les égouts de Paris

PAR VOIE DIRECTE

TOUT A L'ÉGOUT

ARRÊTÉ Préfectoral du 10 Novembre 1886

LE PRÉFET DE LA SEINE,

Vu la loi des 16, 24 août 1790 ;

Les décrets des 26 mars 1852 et 10 octobre 1859 ;

Les ordonnances de police des 5 juin 1834, 23 octobre 1850, 1er septembre 1853 et 29 novembre 1854 ;

La délibération du Conseil municipal en date du 31 juillet 1886, ensemble l'arrêté préfectoral en date du 9 novembre 1886, approbatif de ladite délibération ;

Vu le projet de règlement relatif à l'assainissement de Paris ;

Sur le rapport de l'Inspecteur Général des Ponts et Chaussées, Directeur des Travaux de Paris ;

ARRÊTE :

ARTICLE PREMIER. — Dans toutes les rues pourvues de collecteurs à bateaux ou à rails, ou d'égouts munis de réservoirs de chasse, les propriétaires de maisons en bordure sur la voie publique pourront faire écouler directement à l'égout les eaux pluviales et ménagères, ainsi que les matières de vidange de leurs immeubles.

A cet effet, ils souscriront des abonnements qui seront

approuvés par des arrêtés préfectoraux, sur l'avis de l'Ingénieur en chef de l'assainissement.

Ces abonnements seront annuels et révocables à la volonté de l'Administration.

Ils partiront des 1er janvier et 1er juillet de chaque année.

Conditions d'abonnements. — Art. 2. — Les conditions à remplir pour l'abonnement sont les suivantes :

Concession d'eau. — 1° La propriété sera desservie par les eaux de la Ville.

Branchement d'égout. — 2° Elle sera pourvue d'un branchement particulier d'égout.

Cabinet d'aisances. — 3° Tout cabinet d'aisances devra être muni de réservoirs ou d'appareils branchés sur la canalisation, permettant de fournir dans ce cabinet une quantité d'eau de dix litres au minimum par personne et par jour.

L'eau ainsi livrée dans les cabinets d'aisances devra arriver dans les cuvettes de manière à former une chasse d'eau suffisamment vigoureuse.

Les appareils qui la distribueront seront examinés par le Service de l'assainissement et devront être reçus par l'Administration avant leur mise en service.

Toute cuvette de cabinet d'aisances sera munie d'un appareil formant fermeture hydraulique et permanente.

Ces dispositions seront applicables aux cabinets des ateliers, des magasins, des bureaux et en général de tous les établissements qui reçoivent une nombreuse population pendant le jour.

Eaux ménagères et pluviales. — 4° Il sera placé une inflexion siphoïde formant fermeture hydraulique à l'origine supérieure de chacun des tuyaux d'eaux ménagères.

Les tuyaux de descente des eaux pluviales seront munis d'obturateurs interceptant toute communication directe avec l'atmosphère de l'égout.

Les tuyaux devront être aérés d'une manière continue.

Tuyaux de chute et conduites d'eaux ménagères et pluviales. — 5° Les conduites d'eaux ménagères, les conduites d'eaux pluviales et les tuyaux de chute destinés aux matières de vidange ne pourront avoir un diamètre inférieur à 0m 08 ni supérieur à 0m 16.

Les chutes des cabinets d'aisances avec leurs branchements ne pourront être placées sous un angle supérieur à 45° avec la verticale.

Chaque tuyau de chute sera prolongé au-dessus du toit jusqu'au faîtage et librement ouvert à la partie supérieure.

La projection des corps solides, débris de cuisine, de vaisselle, etc... dans les conduites d'eaux ménagères et pluviales, ainsi que dans les cuvettes des cabinets d'aisances, est formellement interdite.

Le tracé des tuyaux secondaires, partant du pied des tuyaux de chute et des conduites d'eaux ménagères, sera prolongé dans les cours et caves jusqu'au tuyau général d'évacuation.

Il en sera de même pour les conduites des eaux pluviales, si le tuyau d'évacuation peut recevoir ces eaux.

Le tracé de ces tuyaux devra être formé de parties rectilignes.

A chaque changement de direction ou de pente, il sera ménagé une tubulure ou un regard de visite et d'aération facilement accessible.

Evacuation directe à l'égout. — 6° Les tuyaux d'évacuation auront une pente minima de 0m03 par mètre. Dans les cas exceptionnels où cette pente serait impossible ou difficile à réaliser, l'Administration aura la faculté d'autoriser des pentes plus faibles avec addition de réservoirs de chasse ou autres moyens d'expulsion à établir aux frais et pour le compte des propriétaires.

Le diamètre de ces tuyaux sera fixé sur la proposition des intéressés en raison de la pente disponible et du cube à évacuer; il ne sera en aucun cas inférieur à 0m 16.

Chaque tuyau d'évacuation sera muni avant sa sortie de la maison, d'un siphon dont la plongée ne pourra être inférieure à 0m07, afin d'assurer l'occlusion hermétique et permanente entre la canalisation intérieure et l'égout public.

Les modèles de ces siphons et appareils seront soumis à l'Administration et devront être acceptés par elle.

Chaque siphon sera muni d'une tubulure de visite avec fermeture étanche placée en amont de l'inflexion siphoïde.

Les tuyaux d'évacuation et les siphons seront en grès vernissé intérieurement.

Les joints devront être étanches et exécutés avec le plus grand soin, sans bavure ni saillie intérieure. L'emploi de la fonte pourra être autorisée dans le cas où l'Administration le jugerait acceptable. Les tuyaux d'évacuation seront prolongés dans le branchement particulier jusqu'à l'aplomb de l'égout public.

Police des travaux. — Art. 3. — Les dispositions qui précèdent et toutes celles que l'Administration jugerait utile de prescrire seront exécutés aux frais, risques et périls du propriétaire, d'après les instructions des agents du service de l'assainissement et sans qu'il puisse être mis empêchement au contrôle de ces agents sous quelque prétexte que ce soit.

Aucune canalisation ne sera mise en service qu'après avoir été reconnue par l'Inspecteur de l'assainissement ou son délégué qui en autorisera l'usage.

Responsabilité. — Art. 4. — Les abonnés sont exclusivement responsables envers les tiers de tous les dommages auxquels pourrait donner lieu l'écoulement des liquides provenant de leur propriété.

Tarif. — Art. 5. — Le propriétaire ou son représentant acquittera à la Caisse municipale une redevance annuelle de 60 francs par chute. Toutefois, lorsque les tuyaux de chute ne desserviront que des logements d'un loyer réel de 500 et au-dessous, il pourra être accordé une remise de 30 francs par tuyau de chute sur le chiffre de la redevance.

Paiement. — Art. 6. — Le montant de la somme à payer sera fixé chaque semestre après constatation contradictoire du nombre des chutes existantes par l'Inspecteur de l'assainissement ou son délégué, en présence du propriétaire ou de son représentant, et sera reconnu par ceux-ci, sur un état que l'Ingénieur en chef de l'assainissement transmettra à la Préfecture de la Seine pour être rendu exécutoire.

Le prix de l'abonnement sera versé en deux termes égaux (1er janvier et 1er juillet) et d'avance.

Résiliation. — A défaut de paiement à l'une des deux échéances, l'écoulement sera suspendu et l'abonnement pourra être résilié.

Contraventions. — Art. 7. — Les contraventions aux dispositions du présent arrêté seront constatées par procès-verbaux ou rapports et poursuivies par les voies de droit, sans préjudice des mesures administratives auxquelles ces contraventions pourraient donner lieu.

Art. 8. — L'Inspecteur général des Ponts et Chaussées, Directeur des Travaux, est chargé de l'exécution du présent arrêté, dont ampliation sera adressée :

1° A M. le Préfet de Police ;

2° A M. le Sous-Directeur des Travaux ;

3° Aux Ingénieurs en chef de la voie publique (1re et 2e divisions) ;

Aux Ingénieurs en chef des Eaux et des Égouts (2e et 3e divisions) ;

Au Chef du 1er Bureau du Secrétariat général, en double expédition, pour insertion au Recueil des actes administratifs.

Fait à Paris, le 10 Novembre 1886.

POUBELLE.

264

www.ingramcontent.com/pod-product-compliance
Lightning Source LLC
LaVergne TN
LVHW050456160826
845677LV00003B/808
9782329662183